imaginador

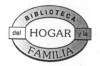

BIBLIOTECA del HOGAR y la FAMILIA

LA COCINA Y LA DIABETES

ENTRADAS • PLATOS PRINCIPALES • POSTRES

Jacques Lafond

TABLA DE CORRESPONDENCIAS
gramos - onzas / libras

Debido a que las medidas de peso indicadas en este libro son diferentes a las utilizadas en otros países de habla hispana, adjuntamos una tabla de correspondencias, de modo de poder hacer las recetas sin ningún tipo de dificultad.

GRAMOS	ONZAS/LIBRAS
10	menos de 1 onza (14 gramos)
20	menos de 1 onza
28	1 onza
30	poco más de 1 onza
40	poco menos de 1 y 1/2 onza (42 gramos)
50	poco menos de 2 onzas
56	2 onzas
60	poco más de 2 onzas
70	2 y 1/2 onzas
84	3 onzas
100	poco más de 3 y 1/2 onzas (98 gramos)
113	4 onzas
140	5 onzas
150	poco menos de 5 y 1/2 onzas (154 gramos)
168	6 onzas
196	7 onzas
200	poco más de 7 onzas
225	8 onzas
252	9 onzas
250 (1/4 kg)	poco menos de 9 onzas
280	10 onzas
308	11 onzas
339	12 onzas
453	1 libra
500 (1/2 kg)	un poco menos de 1 libra y dos onzas
750	un poco menos de 1 libra y 9 onzas
906	2 libras
990	2 libras y 3 onzas
1000 (1 kg)	un poco más de 2 libras y 3 onzas

Primera edición: 2000 ejemplares, diciembre de 1996
Segunda edición: 2000 ejemplares, febrero de 2002
I.S.B.N.: 950-768-387-9
Se ha hecho el depósito que establece la Ley 11.723

INTRODUCCIÓN

La diabetes y su historia

La diabetes es una enfermedad conocida desde antes de la era cristiana pues se han hallado textos en que se la describe minuciosamente, con sus síntomas y efectos, ya desde el año 30 a.c.; pero recién en 1788 se descubrió la verdadera causa de esta dolencia.

Durante ese largo período, y por desconocimiento de las causas que la provocaban, poco se pudo agregar para su alivio.

Su nombre, diabetes, significa algo así como «a través de un sifón», definición que hace referencia a uno de los síntomas más comunes a los enfermos que la padecen: la frecuencia del deseo de orinar.

Recién a fines del siglo XIX se pudo probar definitivamente que la causa de la enfermedad radicaba en una deficiencia del páncreas, glándula vecina al aparato digestivo central y parte del mismo, situada detrás del estómago. Se decía que el páncreas segregaba un jugo, llamado jugo pancreático, que colaboraba en el aprovechamiento de los alimentos, es decir, en la digestión. Hoy, en términos científicos, se aduce la existencia de una hormona fabricada por ese órgano, la insulina, que posibilita la utilización de la glucosa, favoreciendo su entrada al hígado, a los músculos y a las células grasas y regulando su nivel de azúcar.

Si esa regulación falla, el organismo no puede emplear adecuadamente el azúcar, la que aumenta sus niveles en la sangre y se produce la diabetes.

Si bien por ahora la enfermedad no es totalmente curable, se pueden atenuar sus riesgos con un tratamiento adecuado y constante, parte del cual lo constituye la dieta alimenticia, tema de nuestro recetario.

El régimen dietético

No es trabajo fácil el preparar un recetario de comidas para diabéticos, ya que no existen diabéticos en general sino que cada diabético es un paciente particular.

Por lo tanto, para la realización y degustación de cualquiera de las recetas, el diabético debe conocer, de acuerdo con el régimen dietético dispuesto por su médico, la cantidad de calorías que puede ingerir en cada jornada y su distribución en cada comida. Por lo mismo, ofrecemos en este libro una tabla de las calorías aportadas por alimentos de consumo cotidiano. Se insiste, además, en que el régimen del diabético requiere una alimentación rigurosamente ordenada en cantidad y calidad de alimentos y horario de comidas. Esto no quita que pueda concederse un poco de libertad, sin abusar de ella, en los días festivos, para no sentirse relegado en la vida social.

Además, se debe tratar de que las comidas sean variadas y apetitosas para que no puedan ser asociadas a la común comida de enfermos y, además, cuando haya solidaridad familiar, puedan ser compartidas por todos los comensales.

El régimen dietético es una necesidad para todos los diabéticos pero su composición varía, no sólo por la condición particular del individuo, sino también por el tipo especial de la diabetes que lo aqueja.

Por lo tanto, reiteramos que este libro no debe ser usado sin recurrir constantemente a los datos en cuanto a cantidad y calidad de los alimentos, establecidos por el médico o el dietólogo.

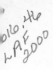

Para el enfermo insulino-dependiente, el régimen debe respetar los siguientes principios:

• El horario de comidas debe ser regular y constante.

• La composición de la comida diaria debe respetar el nivel indicado de calorías para cada jornada.

• Es conveniente fraccionar la alimentación diaria en tres comidas y dos entremeses livianos, uno entre el desayuno y el almuerzo, y el otro entre éste y la merienda.

• Se deben disminuir en gran medida los azúcares de absorción rápida y mantener los de absorción lenta en un nivel razonable.

> **Aclaremos que son azúcares de absorción rápida, o los contienen, el azúcar comercial, las mermeladas, el chocolate y, en menor proporción, las frutas (aunque la fructosa es de absorción más lenta).**

Los azúcares de absorción lenta predominan en las féculas, es decir, en las pastas, las papas, el arroz, las castañas y las legumbres secas, así como en el pan y las galletitas. Las legumbres verdes, sobre todo en sus raíces, contienen cierta proporción de hidratos de carbono lentos.

Así como para el diabético delgado la mayor ración alimenticia debe estar equilibrada por la realización de ejercicios físicos adecuados, en el diabético con exceso de peso el régimen será más restrictivo, sobre todo en cuanto a los hidratos de carbono y a los lípidos.

Además, en todos los casos, el diabético necesita consultar periódicamente a su médico para ir adecuando el régimen a la mejoría o agravamiento que pueda presentar su dolencia.

Pero insistimos en que el régimen de comidas jamás debe

provocar rechazos por lo reiterativo, lo insípido y la pobre o mala presentación. Si lo agradable de su régimen hace que sus allegados puedan compartirlo, el diabético lo seguirá con mayor gusto y tesón, pues le permitirá desarrollarlo sin sentirse aislado en su vida familiar.

Por eso, no sólo se debe lograr la educación del diabético para que observe regularmente el régimen dietético que le ha sido prescrito, sino también la del núcleo familiar que puede ayudar notablemente a su mejoramiento.

Como resumen de estas indicaciones, indispensables para el uso del recetario, observemos en el siguiente gráfico cuáles son las columnas firmes y la base en que se asienta el adecuado tratamiento de los diabéticos:

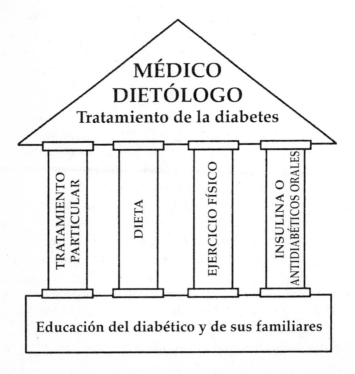

Especias, hierbas y condimentos

Citaremos aquí aquellas especias, hierbas y condimentos de fácil adquisición en el comercio, algunos de los cuales son de simple cultivo casero.

Ají molido
Albahaca seca o conservada en aceite
Anís estrellado y verde
Azafrán en rama o en polvo
Canela en palo o en polvo
Clavo de olor
Comino
Curry
Estragón seco, fresco o en aceite
Hinojo
Jengibre seco o fresco
Laurel fresco o seco
Menta fresca o seca
Mostaza en grano o en polvo
Nuez moscada entera o en polvo
Orégano seco o fresco
Pimienta negra o blanca
Romero fresco o seco
Salvia fresca o seca
Tomillo fresco o seco
Vainilla en chaucha

La utilización de las mismas para aderezar las comidas darán mucha variación a sus sabores y podrán reducir la cantidad de sal, muchas veces nociva para ciertos organismos.

Edulcorante

Dado que el azúcar es el elemento más prohibido en los regímenes para diabéticos, resulta ideal sustituirla por los edulcorantes. Éstos se presentan en forma líquida o como polvos o pastillas solubles, y no sólo son utilizados para endulzar las bebidas e infusiones sino también para realizar postres que puedan ser ingeridos por el diabético.

Los edulcorantes artificiales más difundidos como no calóricos son la sacarina, el aspartame y los ciclamatos de sodio o de calcio. La sacarina es resistente al calentamiento, por lo que resulta ideal para utilizarla en los procesos de elaboración de alimentos. El aspartame es el más recomendado por su alto poder edulcorante, pero pierde parte de su dulzor a temperaturas mayores a 120°C. Los ciclamatos, a los que se atribuyen efectos cancerígenos que no han podido ser probados en la actualidad, tienen un menor poder edulcorante. Entre los edulcorantes naturales que pueden utilizarse -con indicación médica y prudencia en cuanto a su cantidad-, se encuentran los azúcares alcohólicos denominados sorbitol, manitol y xilitol, que no poseen etanol en su composición.

De acuerdo con los estudios realizados, la Organización Mundial de la Salud (O.M.S.) recomienda una ingesta máxima diaria de edulcorantes artificiales de 40 mg.

Las calorías

Los seres humanos necesitan una determinada cantidad de energía para su supervivencia, la que se obtiene a través de los alimentos en forma de calorías. Esas calorías deben ser provistas por una alimentación variada y completa que cubra todas las necesidades de vitaminas y minerales.

Pero la cantidad de calorías que necesita el cuerpo varía de acuerdo con la edad, el sexo, la complexión física, la actividad diaria de trabajo y recreativa, y el estado de salud.

Las calorías medias diarias consideradas para personas de actividad moderada son las siguientes:

EDAD	CALORÍAS por kilo de peso
Niños pequeños	70 Cal.
Escolares y adolescentes	50 a 55 Cal.
Adultos:	
18 a 30 años	35 a 40 Cal.
30 a 60 años	30 a 35 Cal.
60 años en adelante	25 a 30 Cal.

Veamos ahora el índice de calorías de algunos de los alimentos más comunes:

ALIMENTO	CALORÍAS
1 rebanada de calabaza	33
1 zanahoria mediana	42
1 tomate mediano	22
1 taza de arvejas	96
1 huevo frito	130
1 feta de jamón desgrasado	28
1 feta de salame	43
1 bife mediano	327
1 costillita de cordero asada	116
1 bife de lomo a la parrilla	408
1 porción de mollejas	319
1/4 de pollo asado con piel	345

1 porción de pizza	360
1 sandwich de hamburguesa	310
1 rebanada de pan	60
1 medialuna	100
1 porción mediana de papas fritas	320
1 cucharada de queso descremado	24
1 cucharada de mayonesa	92
1 cucharadita de manteca	75
1 trozo mediano de queso magro	120
1 porción de queso y dulce	494
1 helado de agua	52
1 bocha de helado cremoso	99
1 galletita de chocolate	51
1 porción de tarta de manzana	311
1 vaso de leche entera	116
1 vaso de leche descremada	64
1 vaso de leche chocolatada	122
1 porrón de cerveza	170
1 copa de vino	84
1 copa de champaña	90
1 copa de sidra	77
1 medida de whisky	130
1 vaso de gaseosa	84
1 vaso de jugo de naranja	120
1 vaso de jugo de tomate	44

La pirámide alimentaria

La pirámide alimentaria es una guía que indica la cantidad y calidad de los alimentos que deben consumirse para lograr una dieta sana y nutritiva. Se recomienda la mayor ingestión de los alimentos que se encuentran en la base de la pirámide y la menor cantidad de los que se sitúan en los niveles más altos.

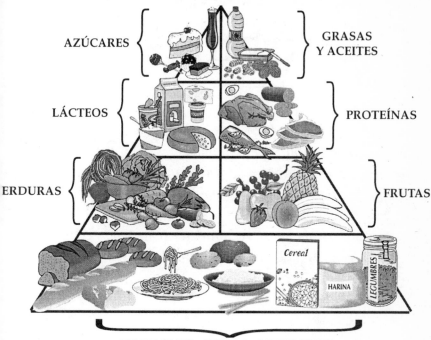

AZÚCARES

GRASAS Y ACEITES

LÁCTEOS

PROTEÍNAS

ERDURAS

FRUTAS

Cereal

LEGUMBRES

HARINA

ALMIDONES - FIBRAS - LEGUMBRES

Las recetas que presentamos han sido seleccionadas no sólo por sus ingredientes sino también por ser de bajas calorías y se dan para una sola ración, ya que la comida del diabético suele ser individual. En caso de estar acompañado en su régimen se elevarán las cantidades proporcionalmente al número de comensales. En cada receta se indica la cantidad aproximada de calorías que puede aportar. En la cocina del diabético debe haber una balanza y un medidor de líquidos, ya que es muy importante para su régimen dietético, la medición de los productos que use.

Jacques Lafond

Fiambres y entremeses

Este tipo de alimento es recomendable sobre todo en los meses cálidos pero, además, es muy importante porque permite ingerir verduras y hortalizas crudas, lo que hace que conserven casi intactos los nutrientes necesarios para la buena salud.
En las ensaladas se recomienda el uso del aceite de oliva y, en su defecto, el de maíz.

EMPAREDADOS DE PEPINO

Ingredientes

1 pepino chico
1/2 palta
1 cucharada de alcaparras
1 zanahoria
sal y pimienta

300 calorías

Preparación

- Lavar bien el pepino y cortarlo en rodajas no demasiado finas.
- Pisar la pulpa de la palta y mezclarla con las alcaparras.
- Salpimentar a gusto.
- Untar la mitad de las rebanadas de pepino con la pasta y cubrir con las tajadas restantes, formando pequeños emparedados.
- Pelar la zanahoria y cortarla en fina juliana.
- Distribuir en un plato cubierto con la juliana de zanahoria.

PALTA RELLENA

140 calorías

Ingredientes

1/2 palta
1 bulbo de hinojo
1 aceituna negra
sal y pimienta

Preparación

- Descarozar la media palta y quitarle con cuidado la pulpa, para no romper la cáscara.
- Pelar y lavar el hinojo, salpimentarlo a gusto y pasarlo por la licuadora.
- Mezclar la pulpa de la palta con el puré de hinojo y volver a rellenar la cáscara.
- Salpicar con trocitos de la aceituna negra.

PEPINO RELLENO

Ingredientes

220
calorías

1 pepino
1/2 lata de atún al natural
2 cucharadas de queso blanco
1 cucharadita de perejil picado

Preparación

- Pelar el pepino, cortarlo en mitades a lo largo y ahuecarlo.
- Desmenuzar bien el atún y mezclarlo con el queso blanco.
- Rellenar las mitades de pepino con la pasta.
- Espolvorear el relleno, con el perejil.

CANAPÉ DE BERENJENA

Ingredientes

300
calorías

1 rebanada de pan integral
1 berenjena
1 cebolla de verdeo
1 diente de ajo
1 cucharada de aceite de oliva
1 cucharadita de vinagre de vino
1/2 cucharadita de tomillo
sal y pimienta

Preparación

- Cocinar la berenjena en horno moderado hasta que esté bien tierna.
- Pelarla. (La piel sale fácilmente.)
- Picar el bulbo de la cebollita de verdeo, el ajo y el tomillo, y agregarles el aceite y el vinagre.
- Salpimentar a gusto.
- Batir bien fuerte la mezcla hasta obtener una pasta homogénea bien espesa.
- Untar con la pasta la tajada de pan integral.

En lugar de cocinar la berenjena al horno se puede calcinar su piel al fuego, hasta que se carbonice y se levante en escamas.
El gusto a quemado de la superficie le dará un sabor especial a la pasta de berenjena.

CANAPÉ DE RABANITOS

Ingredientes

1 rebanada de pan integral
4 ó 5 rabanitos
1 cucharadita de queso rallado
1 cucharada de queso blanco
ralladura de cáscara de 1/2 limón

80 calorías

Preparación

- Pelar los rabanitos y cortarlos en tajadas muy finas.
- Mezclar el queso blanco con el queso duro y la cáscara de limón rallada.
- Untar la rebanada de pan con la pasta y colocarle encima las tajaditas de rabanitos.

CANAPÉ DE PEPINO

100 calorías

Ingredientes

1 rebanada de pan integral
1 pepino
1 cucharada de queso blanco
1 diente de ajo
1 cebolla chica
1/2 cucharadita de orégano
1 ramita de perejil
sal y pimienta

Preparación

- Pelar el pepino, sacarle el centro y picarlo.
- Picar el perejil y la cebolla, y machacar el ajo.
- Mezclar bien el queso blanco con el perejil, la cebolla, el ajo y el pepino.
- Agregar el orégano y salpimentar.
- Untar la rebanada de pan con la pasta.

CANAPÉ DE ZANAHORIA

205
calorías

Ingredientes

1 rebanada de pan integral
1 zanahoria
1 cucharada de queso blanco
1 trocito de queso roquefort
1 cebolla chica
pimienta

Preparación

- Aplastar el roquefort y mezclarlo con el queso blanco, el jugo de la cebolla y la pimienta.
- Pelar la zanahoria con un pelapapas y con el mismo hacer virutas de su pulpa.
- Untar la rebanada de pan con la pasta de quesos y cubrirla con virutas de zanahoria.

> **Para extraer el jugo de la cebolla se la puede cortar en trozos y aplastarlos contra la malla de un colador de alambre.**

CANAPÉ DE QUESO BLANCO SABORIZADO

Ingredientes

1 rebanada de pan integral
1 tomate chico

195
calorías

1 cucharada de queso blanco
1 trocito de queso roquefort
1 cucharadita de perejil picado
1/4 taza de leche descremada
margarina, cantidad necesaria
pimienta

Preparación

- Untar una placa para horno con un poco de margarina.
- Remojar la rebanada de pan en la leche.
- Mezclar el queso blanco con el roquefort y la pimienta, y batirlos hasta que formen una crema espesa.
- Cortar en rodajas el tomate y ponerlas sobre la rebanada de pan, bien aplastadas.
- Cubrir con la pasta de quesos.
- Colocar a horno moderado unos 5 minutos.
- Espolvorear el canapé con el perejil picado y servir.

CANAPÉ DE TOMATE

Ingredientes

1 rebanada de pan integral
1 tomate chico
1 cebolla chica
1 cucharada de queso blanco
1 anchoa en aceite
1 aceituna negra
1 cucharadita de perejil picado
margarina, cantidad necesaria

125
calorías

Preparación

- Untar la rebanada de pan con margarina.
- Colocarla sobre una placa para horno,
previamente untada con margarina.
- Ubicar encima 4 rodajitas finas de cebolla
separadas en aros.
- Poner encima medio tomatito vaciado con una cucharita.
- Colocar en el interior un picadillo hecho con cebolla,
perejil y la anchoa.
- Cubrirlo con un copete de queso blanco
y colocarle en medio la aceituna.
- Cocinarlo a horno moderado durante 15 minutos.

CREMA DE QUESO AL AJÍ

85 calorías

Ingredientes

2 cucharadas de queso blanco
1/4 de ají verde
unas ramitas de hierbas finas (tomillo, estragón, etc.)
2 aceitunas negras
sal y pimienta

Preparación

- Rallar el ají muy finamente,
después de haberlo lavado y pelado.
- Picar muy bien las hierbas finas.
- Descarozar las aceitunas y picarlas.

- Batir el queso salpimentado con las hierbas finas, las aceitunas y el ají.
- Colocar la crema en un bol, y lervar a la heladera 15 minutos.

COPA DE CABALLA

Ingredientes

250
calorías

1/2 lata de caballa al natural
1 cucharada de queso blanco
1 cucharada de mayonesa dietética
1 cebolla chica
1 pizca de pimentón
sal y pimienta

Preparación

- Picar muy finamente la cebolla.
- Pisar bien la caballa.
- Mezclar ambos con el queso blanco, la mayonesa, el pimentón y salpimentar a gusto.
- Batir muy bien la preparación.
- Colocar en una copa y llevarla a la heladera durante 15 minutos, como mínimo, antes de servirla.

Esta receta puede realizarse también con caballa ahumada o con arenque ahumado, pero sólo si se consume en forma excepcional. Se puede acompañar con tostadas calientes.

COPA DE RABANITOS

Ingredientes

50 g de rabanitos
3 cuharadas de queso blanco
1 cebolla de verdeo
sal y pimienta

85 calorías

Preparación

- Cortar los rabanitos en tajaditas muy finas.
- Picar muy bien la cebolla.
- Batir la cebolla con el queso.
- Añadir las rodajitas de rabanitos y salpimentar.
- Verter la mezcla en una copa.
- Adornar con un rabanito abierto en flor.

COPA DE CAMARONES

130 calorías

Ingredientes

50 g de camarones
1 cucharada de queso blanco
1 cucharada de salsa golf
1/2 huevo duro
1 aceituna negra
1 cucharadita de perejil picado
1 manojo chico de berro
sal y pimienta

Preparación

- Pelar los camarones y picarlos.
- Pisar el huevo duro.
- Mezclar estos ingredientes con el queso blanco, el perejil y la salsa golf.
- Salpimentar a gusto.
- Verter la pasta en una copa y rodearla con ramitos de berro.
- Colocar en su centro la aceituna negra descarozada.

COPA DE SALMÓN

Ingredientes

190 calorías

50 g de salmón fresco
50 g de salmón ahumado
2 cucharadas de queso blanco
1/2 cebolla chica
1 cucharadita de jugo de limón
1 hoja de escarola
sal y pimienta

Preparación

- Hervir el salmón fresco unos 10 minutos, escurrirlo y dejarlo enfriar.
- Pasarlo por la licuadora junto con el salmón ahumado, la cebolla y el petit-suisse.
- Salpimentar y llevar a la heladera.
- Al sacarlo de la heladera, verterlo sobre una copa forrada con la hoja de escarola.

SALPICÓN CRIOLLO

Ingredientes

380 calorías

1 papa chica
1 cebolla chica
1 tajada de carne cocida magra
1 huevo duro
1 cucharadita de ajo y perejil picados
aceite y vinagre, a gusto
sal

Preparación

- Cortar la papa en daditos y hervirlos con cuidado de que no se desintegren.
- Picar bien la cebolla y el huevo duro.
- Cortar la carne cocida en daditos.
- Colocar en una ensaladera los ingredientes preparados y agregarles la picadura de perejil y ajo.
- Mezclar bien y aderezar con sal, aceite y vinagre.

Ensaladas

La verdura no debe faltar en ninguna de las comidas
principales, debido a sus múltiples ventajas, entre ellas,
la principal: la de ser baja en calorías y rica en vitaminas, sustancias minerales y fibras. Además, poseen una
cantidad tan baja de hidratos de carbono que pueden
utilizarse sin necesidad de hacer cálculos calóricos.
Las fibras contenidas en las verduras proporcionan
una sensación de saciedad prolongada y estimulan
la actividad intestinal.
Y una de las maneras más sanas de ingerir verduras
es hacerlo en forma de sabrosas ensaladas.
Las verduras que se adquieran deben ser bien frescas,
con preferencia de la estación, y prepararlas
enseguida, pues su almacenamiento durante algún
tiempo en la cocina les hacer perder gran parte de sus
buenas cualidades. En cambio, la verdura congelada
conserva el valor nutritivo de la fresca.
En cuanto al condimento de las ensaladas,
es conveniente utilizar aceite de oliva o de maíz y
jugo de limón recién exprimido, y en el caso de usar
vinagre se recomiendan el de vino tinto o blanco,
el de hierbas y el de sidra.
Se debe ser muy ahorrativo en el uso de la sal, que
puede reemplazarse por hierbas frescas y especias.

SOBRE HIERBAS Y ESPECIAS

• El ajo aumenta el buen sabor de las ensaladas y una pizca es suficiente para lograrlo. Para los que gusten de su sabor, puede ponerse un diente finamente picado; para los que deseen sólo un ligero aroma, se frotará la fuente o los cubiertos de ensalada con ese diente de ajo.

• El perejil combina con casi todas las ensaladas y les da mejor aspecto.

• La cebolla finamente picada puede formar parte de las salsas de aliño o en redondeles muy finos y pasados por agua hirviente y fría para que se torne transparente, combina muy bien con el tomate.

• Las hierbas frescas deben ser picadas muy finamente para que desplieguen mejor su aroma, menos el cebollino que se corta en trocitos menudos.

• Las hierbas secas se usarán con la precaución de no excederse y recordar que su aroma no se despliega hasta que se incorporan a la salsa.

• La lechuga, que aderezada puede constituir por sí sola una ensalada, debe ser siempre lo más fresca posible. No debe lavarse a fondo hasta el momento de servirla y se recomienda no dejarla en remojo, porque eso le haría perder vitaminas y sustancias vegetales. Luego del lavado se la deja escurrir bien en un colador.

• Las ensaladas preparadas con verduras cocidas deben reposar una hora o más antes de ser consumidas para adquirir gusto.

Ensaladas

ENSALADA DE NABOS

120 calorías

Ingredientes

3 nabos pequeños
1 cucharadita de alcaparras
1 cebolla chica
1/2 cucharada de aceite de oliva
1 cucharadita de vinagre de vino
1 cucharadita de tomillo picado
1 cucharadita al ras de mostaza
sal y pimienta

Preparación

- Cocinar 2 nabos, pelarlos y cortarlos en rodajitas.
- Picar el nabo restante.
- Preparar un aderezo con el aceite, el vinagre, la mostaza, la cebolla rallada, el tomillo y las alcaparras, y salpimentarlo.
- Mezclar bien con los nabos cocidos y el nabo rallado.
- Servirlo en una escudilla.

> **Esta ensalada puede servirse en una copa forrada con lechuga y adornarse con un camarón sin pelar.**

ENSALADA DE ARROZ

80
calorías

Ingredientes

3/4 de taza de arroz cocido
1 pepinillo en vinagre
1 zanahoria rallada
1 remolacha rallada
1 cucharadita de perejil picado
2 cucharadas de mayonesa dietética
1 hoja de lechuga
sal y pimienta

Preparación

- Picar el pepinillo y mezclarlo con el perejil, la zanahoria y la remolacha.
- Añadir el arroz hervido y salpimentado.
- Aderezar con la mayonesa y servirlo en una cazuela individual sobre una capa de lechuga en juliana.

ENSALADA DE REPOLLO

100
calorías

Ingredientes

2 ó 3 hojas de repollo
1 cebolla chica
1 cucharadita de aceite de maíz u oliva
1/2 cucharadita de vinagre de vino

1 *cucharadita de perejil picado*
sal y pimienta

Preparación

- Picar finamente la cebolla.
- Salpimentar a gusto.
- Agregar el repollo en juliana y aderezarlo con el aceite y el vinagre. Espolvorearle el perejil.
- Mezclar bien y dejarlo macerar un ratito.

ENSALADA DE CAMARONES Y MANZANA

170 calorías

Ingredientes

1 manzana verde
50 g de camarones
1 cucharada de mayonesa dietética
1 cucharada de jugo de limón

Preparación

- Macerar un momento los camarones en el jugo de limón.
- Pelar la manzana, quitarle el semillero y cortarla en daditos.
- Mezclar los daditos de manzana con los camarones y aderezarlos con la mayonesa.

Aliños y salsas para ensaladas

ALIÑO A LAS HIERBAS

Ingredientes

63 calorías

2 cucharadas de agua
1 cucharadita de aceite
1/2 cucharadita de mostaza
1 pizca de sal
1 cucharadita de jugo de limón
2 cucharaditas de hierbas, a elección
pimienta, a gusto

Las hierbas seleccionadas pueden ser borraja, eneldo, cebollino y toronjil, o eneldo con cebollino o simplemente perifollo picado.

Preparación

• Batir bien el agua y el aceite con los restantes ingredientes.

Combina bien con chauchas, endibia, col china, pepino, ajíes y rabanitos.

ALIÑO AL YOGUR

30 calorías

Ingredientes

30 g de yogur
1 cucharadita de jugo de limón
1 cucharadita de jugo de naranja
edulcorante líquido, a gusto
1 pizca de sal

Preparación

• Batir el yogur con el resto de los ingredientes.

Combina muy bien con las endibias verdes y rojas, la zanahoria, el apio y las lechugas de distinto tipo.

ALIÑO CON LECHE CUAJADA

Ingredientes

35 calorías

40 g de leche cuajada
1 cucharadita de jugo de limón
edulcorante líquido, a gusto
1 pizca de sal

Preparación

• Batir la leche con todos los ingredientes.

Combina bien con los brócolis, las endibias, la col china, la zanahoria, el apio y las lechugas.

SALSA DE YOGUR A LAS HIERBAS

Ingredientes

30 g de yogur
1/2 cucharadita de jugo de limón o vinagre
1 cucharadita de hierbas, a elección
1/2 cucharadita de cebolla picada
pimienta, a gusto
1 pizca de sal

35 calorías

Preparación

- Batir el yogur con el jugo de limón o el vinagre, las hierbas, la cebolla, la sal y la pimienta.

> Esta salsa combina con el apio, la coliflor, el brócoli, la col china, la escarola y todo tipo de lechuga.

SALSA VINAGRETA

80 calorías

Ingredientes

1 cucharadita de vinagre
1/2 cucharadita de aceite
1 cucharada de agua
1/2 cebolla chica rallada
1 cucharadita de pepinillo en vinagre picado

1 cucharadita de hierbas picadas
1/2 huevo duro
1 gota de edulcorante líquido
sal y pimienta blanca

Preparación

- Batir el agua, el vinagre y el aceite con la cebolla, el pepinillo y las hierbas.
- Picar el huevo y añadirlo.
- Condimentar con la sal, la pimienta y el edulcorante.

Combina bien con apio, coliflor, chauchas, col china, endibia, pepino, ají, espárragos, tomate, porotos y lechuga.

SALSA CÓCTEL

90
calorías

Ingredientes

25 g de requesón magro
20 g de ketchup para diabéticos
1 cucharadita de hierbas
10 g de mayonesa dietética
1/3 de cucharadita de agua
1/3 de cucharadita de vinagre
sal y pimienta

Preparación

• Batir el requesón con las hierbas, el ketchup, la mayonesa, el agua, el vinagre, la pimienta y la sal.

Combina con la col china, el pepino, los espárragos, la escarola y todo tipo de lechugas.

SALSA REMOULADE

Ingredientes

70 calorías

25 g de requesón magro
1/2 cucharada de crema de leche agria
1/2 cucharada de yogur
1 cucharadita de vinagre
1/4 cucharadita de mostaza
1 pizca de pasta de anchoa
1 cucharadita de cebolla picada
1 cucharadita de pepinillo picado
1/2 cucharadita de hierbas picadas
1/4 cucharadita de jugo de limón
1 gota de edulcorante líquido
sal y pimienta

Preparación

- Batir el requesón con la crema de leche agria y el yogur.
- Añadir el vinagre, la mostaza, la pasta de anchoa, la cebolla, el pepinillo y las hierbas, y revolver bien.
- Condimentar con el jugo de limón, el edulcorante, sal y pimienta.

> Esta salsa combina con la col china, el pepino, los espárragos, la escarola y todo tipo de lechugas.

SALSA TÁRTARA

60 calorías

Ingredientes

1 cucharada de mayonesa dietética
1 cucharadita de pepinillos en vinagre, picados
1 cucharada de huevo duro picado
1/2 cucharadita de mostaza
1 cucharadita de alcaparras

Preparación

- Mezclar bien todos los ingredientes y bañar la comida elegida.

> Esta salsa combina muy bien con carnes fiambres.

Sopas

Ya que las pastas sólo forman parte del menú del diabético en cantidad restringida, hemos preferido presentar sopas de verduras. Además, las sopas de fideos son de preparación sencilla y la recomendación es realizarlas con un caldo bien desgrasado.
Para desgrasar el caldo, luego de hervidas la carne y las verduras, se lo cuela y se lo deja enfriar bien. Entonces se retira con una espumadera la capa de grasa sólida que se forma en la superficie.

SOPA CREMA DE ESPÁRRAGOS

Ingredientes

430 calorías

2 atados de espárragos
100 g de margarina
1 cebolla
2 cucharadas de harina
1/2 litro de leche descremada
agua
sal

Preparación

• Lavar los espárragos y ponerlos a cocer en agua con sal.

- Retirar, escurrir, cortarles las puntas y reservar el agua.
- Dorar en la margarina la cebolla cortada bien fina, agregarle la harina, dejar cocer y luego agregarle la leche, el agua de los espárragos y pasar la preparación por un colador.
- Agregarle las puntas de los espárragos y dejar hervir despacio.

SOPA CREMA DE VERDURAS

Ingredientes

140 calorías

1 repollito de Bruselas
1 zanahoria
2 puerros
1 zapallito
2 ó 3 rabanitos
1 diente de ajo
1 cucharadita de fécula de maíz
1 taza de leche descremada
1/2 cucharadita de canela
sal y pimienta

Preparación

- Lavar y pelar las verduras y pasarlas por la licuadora con un cuarto de taza de agua.
- Cocinarlas unos 20 minutos con una taza de agua y salpimentarlas.
- Verter en la sopera, agregando primero la fécula y posteriormente la leche caliente con la canela.

SOPA DE VERDURAS

170 calorías

Ingredientes

1 papa
1 zanahoria
2 cucharadas de arvejas
1 hoja de acelga, sin la penca
1 zapallito
1 taza de caldo desgrasado
sal

Preparación

- Cortar la papa, la zanahoria y el zapallito en daditos y hervirlos en agua con sal evitando que se desintegren.
- Cocer las arvejas y blanquear la hoja de acelga.
- Cortar la hoja de acelga en juliana.
- Calentar el caldo y añadirle las verduras preparadas.
- Servir bien caliente.

SOPA DE REPOLLO

155 calorías

Ingredientes

1/4 de repollo chico
1 diente de ajo
1 rebanada de pan
1/4 taza de leche descremada
1 hoja de laurel

1 cucharadita de aceite
sal y pimienta

Preparación

- Lavar bien el repollo y ponerlo a cocinar en una taza y media de agua con sal, junto con la hoja de laurel y el diente de ajo.
- Tostar el pan en una sartén levemente aceitada.
- Cuando el repollo esté cocido, retirar la hoja de laurel y añadir el pan tostado.
- Pasar todo por la licuadora, añadir la leche y cocinar unos minutos a fuego suave.
- En el momento de servir agregar pimienta.

SOPA A LA ALBAHACA

Ingredientes

1 tomate
2 tallos de albahaca
1 diente de ajo
1 cebolla chica
10 g de tapioca
1 cucharadita de manteca
sal y pimienta

130 calorías

Preparación

- Poner a hervir una taza y media de agua salpimentada y, cuando suelte el hervor, echar la tapioca en forma de lluvia.

Cocinar unos minutos.
- En tanto pasar por la licuadora el tomate, la cebolla, el diente de ajo y la albahaca.
- Agregar a la tapioca y dejar cocinar unos minutos.
- Al servir, agregar la manteca.

GAZPACHO

155 calorías

Ingredientes

1 tajada de pepino
1/4 de ají verde
1 tomate
1 diente de ajo
1/2 cucharada de aceite de oliva
1 cucharadita de vinagre
1 rebanada de pan tostado
1/2 cucharadita de albahaca picada
sal y pimienta

Preparación

- Batir todos los ingredientes en la licuadora, bien salpimentados, con una taza de agua.
- Llevar a la heladera hasta media hora antes de servir.
- Aunque esta sopa popular española puede comerse caliente es más rica bien fría, tanto que algunos le añaden hielo granizado en lugar de agua.

Jacques Lafond

Comidas con verduras y hortalizas

Las recetas presentadas en este capítulo, son casi de tipo vegetariano, ya que omitimos las que lleven cualquier tipo de carnes, las que serán presentadas en otra sección del libro. Para conservarles todas sus cualidades es conveniente hervirlas al vapor o simplemente en el agua del enjuague.

PUERROS SALTEADOS

Ingredientes

200 g de puerro
1 cucharada de aceite de oliva
1 cucharada de salsa de tomate
sal y pimienta

Preparación

- Limpiar los puerros y cortarlos en trozos de 2 centímetros de largo.
- Saltearlos ligeramente én el aceite.
- Agregar un poco de agua y la salsa de tomate y concluir la cocción, cocinándolos 10 minutos con tapa
- Salpimentar y servir.

AJÍ RELLENO

290 calorías

Ingredientes

1 ají verde
1 taza de arroz cocido
1 cebolla chica rallada
1 zanahoria rallada
50 g de queso port salut
1 clara de huevo
1 cebolla de verdeo picada
1 cucharadita de ajo y perejil picados
1/2 cucharadita de orégano
1 cucharada de caldo desgrasado
sal y pimienta

Preparación

- Lavar y secar el ají, quitarle la capa superior con el tronquito y extraer las semillas y las nervaduras.

- Sazonarlo por dentro con sal y pimienta.
- Mezclar todos los ingredientes preparados y rellenar el ají con la mezcla.
- Acomodarlo en una fuentecita para horno en la que se ha vertido el caldo y hornear de 20 a 25 minutos.

CHAUCHAS A LA PALTA

Ingredientes

105 calorías

200 g de chauchas
1 cucharada de pulpa de palta
ralladura de cáscara de 1/2 limón
1 cucharadita de aceite de oliva
sal y pimienta

Preparación

- Cocinar las chauchas al vapor.
- Pisar la pulpa de la palta, que debe estar bien madura, con la ralladura de limón hasta formar un puré.
- Mezclar las chauchas con la pulpa de palta preparada y el aceite.
- Colocar la preparación en una cazuela individual y servir.

> **La palta, que es grasosa, reemplaza a la manteca y confiere un sabor muy delicado a las chauchas.**

LASAÑA DE VERDURA

Ingredientes

1 berenjena chica
1 zanahoria chica
1 cebolla chica
2 hojas de acelga
1 tomate chico
50 g de queso untable descremado
1 cebolla de verdeo picada
1 clara de huevo
1 cucharadita de orégano
1/2 cucharadita de nuez moscada
sal y pimienta

280
calorías

Preparación

- Pelar la berenjena y cortarla a lo largo en tajadas muy finas.
- Raspar la zanahoria y cortarla, también a lo largo, en láminas muy finas.
- Cortar la cebolla en juliana.
- Desechar las pencas de las hojas de acelga y reservar las hojas enteras.
- Blanquear la berenjena, la zanahoria y la acelga en agua hirviente con sal, escurrirlas y dejarlas enfriar.
- Pelar el tomate, quitarle las semillas y picarlo.
- Mezclar el orégano, la nuez moscada y la cebolla de verdeo.
- Pincelar con aceite una fuentecita para horno y hacer una base con una de las hojas de acelga, salpimentadas y

condimentadas con la mezcla de orégano, cebolla de verdeo y nuez moscada.
- Poner una capa de la mitad de la zanahoria y condimentarla del mismo modo.
- Superponer una capa de la mitad de la berenjena y la mitad de la cebolla, también condimentadas.
- Mezclar el queso untable con la clara de huevo y verter la mitad sobre el relleno formado.
- Repetir las capas con el resto de los ingredientes.
- Cubrir la fuentecita con papel aluminio y hornearla a temperatura media unos 20 minutos.
- Retirar el papel de aluminio y cocinar otros 15 minutos a temperatura máxima.

BUDINCITO DE VERDURAS

240 calorías

Ingredientes

1 puñado de hojas de espinaca
1 puñado de hojas de repollo
1 puñado de hojas de lechuga
2 cucharadas de hinojo picado
2 cucharadas de puerro picado
2 cucharadas de cebolla picada
1 papa chica cocida
1 diente de ajo
1 huevo
10 g de leche descremada en polvo

10 g de fécula de maíz
10 g de margarina dietética

Preparación

- Lavar y picar la espinaca, el repollo y la lechuga. Mezclar con el hinojo, el puerro y la cebolla.
- Pasar la papa y el ajo por la licuadora y añadirlos.
- Mezclar la fécula con la leche y el huevo, y agregarlos a la preparación.
- Colocar la mezcla en un molde ligeramente engrasado con la margarina y cocinar el budín a horno moderado, tapado con papel de aluminio, unos 10 minutos.
- Destaparlo y terminar la cocción a horno máximo.

BERENJENA AL YOGUR

Ingredientes

300 calorías

1 berenjena chica
1 cucharada de aceite
1 pote de yogur
1 diente de ajo
1 cucharadita de orégano
sal y pimienta

Preparación

- Pelar la berenjena, cortarla en tajadas a lo largo y rehogarla en el aceite.

- Agregar una cucharada de agua y tapar la sartén hasta terminar la cocción.
- Mezclar el yogur helado con el ajo muy picado y el orégano, y salpimentar a gusto.
- Cuando la berenjena esté tierna, servirla en una fuentecita y cubrirla con el yogur preparado.

BUDINCITO DE CALABAZA Y BRÓCOLI

Ingredientes

220 calorías

1/2 calabaza chica
100 g de brócoli
1 huevo
1 cebolla chica
1 diente de ajo
1 cucharada de grisines molidos
nuez moscada, jengibre y tomillo, cantidad necesaria
sal y pimienta

Preparación

- Pelar la calabaza, quitarle las semillas y cortarla en daditos.
- Cubrirlos con agua fría con sal y tapar la ollita.
- Cocinar hasta que rompa el hervor, destapar y continuar la cocción hasta que la calabaza esté bien tierna.
- Agregar agua hirviendo si fuera necesario.
- Escurrir la calabaza y hacerla puré.
- Lavar los brócolis, escurrirlos y picarlos.

- Mezclar el puré de calabaza con el brócoli, el huevo, la cebolla rallada, el ajo picado y los grisines molidos.
- Condimentar con la nuez moscada, el jengibre y el tomillo, y salpimentar.
- Verter la preparación en un moldecito para flan pincelado con aceite.
- Llevar al horno y cocinar una media hora.
- Apagar el fuego y dejar entibiar el budincito dentro del horno.
- Retirar y desmoldar.

ROSETAS DE PAPAS

145 calorías

Ingredientes

150 g de papas
10 g de margarina dietética
nuez moscada y pimienta, a gusto

Preparación

- Cortar las papas en trozos y cocinarlas en agua con un poquito de sal.
- Escurrirlas y dejar que suelten bien el vapor. Reducirlas a puré.
- Incorporar la margarina y condimentar con la pimienta y la nuez moscada. Mezclar bien.
- Precalentar el horno y untar con margarina la placa para hornear.

• Poner el puré en una manga con boquilla grande y dentada, y formar rosetas de unos 3 cm de alto sobre la placa untada.

• Dorar las rosetas en el horno 10 minutos.

> Con este puré pueden hacerse
> también nidos que,
> luego de horneados,
> se rellenan con verdura.

PAPAS AL HORNO CON COMINO

Ingredientes

*150 g de papas
comino, cantidad necesaria
sal*

110 calorías

Preparación

• Lavar bien las papas, dejarlas escurrir y cortarlas por la mitad a lo largo.

• Precalentar el horno.

• Cubrir la placa para horno con papel metálico, con el lado brillante hacia arriba.

• Pincelar el papel de aluminio con aceite y esparcir comino sobre él, cubriendo el espacio que ocuparán las mitades de papa.

- Colocar las papas sobre la placa con comino con la superficie del corte hacia abajo.
- Hornear las papas en la parte superior del horno hasta que se noten doradas, es decir, unos 30 minutos.
- Retirarlas y sazonarlas con sal, si es necesario.

> **Este plato se puede completar con una crema espesa de hierbas, hecha a base de yogur.**

ESPINACAS SALTEADAS

Ingredientes

100 calorías

250 g de espinaca
1/2 cebolla chica
1 diente de ajo
10 g de margarina dietética
sal, pimienta y nuez moscada, a gusto

Preparación

- Quitar a las espinacas los tallos más gruesos, lavarlas y escurrirlas en un colador.
- Escaldarlas en agua hirviendo.
- Dejarlas escurrir y enfriar.
- Pelar y picar finamente la cebolla y el ajo.
- Picar las espinacas.
- Calentar la margarina en una sartén y sofreír en ella la cebolla y el ajo.

- Añadir las espinacas y rehogarlas.
- Condimentarlas con la pimienta, la nuez moscada y la sal.

**Este plato combina bien con pescado,
papas cocidas y huevos duros.**

CAZUELA DE VERDURAS

Ingredientes

*50 g de berenjena
50 g de ají morrón y ají verde
50 g de zapallito
100 g de pepino
100 g de tomate
1/2 cebolla chica
2 cucharaditas de aceite
1/3 de cucharadita de ajo en polvo
1 cucharadita de perejil picado
estragón, romero, tomillo,
orégano y albahaca deshidratada, a gusto
sal y pimienta*

*105
calorías*

Preparación

- Lavar la berenjena, quitarle el extremo del rabo y cortarla
en trocitos.
- Abrir los ajíes, quitarles las semillas y las membranas
blancas y cortarlos en tiras.

- Quitar al zapallito los extremos y cortarlo en rodajas.
- Pelar el pepino, cortarlo por la mitad, extraerle las semillas y hacerlo trocitos.
- Pelar los tomates y cortarlos en trozos.
- Cortar la cebolla en finas rodajas y separarlas en aros.
- Calentar el aceite en una olla y sofreír la cebolla hasta que esté transparente.
- Añadir la berenjena y el ají, y rehogarlos unos 3 minutos.
- Agregar el zapallito y el pepino.
- Condimentar con la pimienta, el ajo en polvo y la sal.
- Añadir las hierbas y dejar cocinar a fuego bajo durante unos 15 minutos.
- Agregar los tomates y darles una breve cocción.
- Espolvorear las verduras cocidas con el perejil picado.

Este plato puede acompañarse con carne picada y arroz.

AJÍES AL PIMENTÓN

Ingredientes

1/2 ají morrón
1/2 ají amarillo
1/2 ají verde
150 g de tomate
1/2 cebolla chica
10 g de margarina dietética
1 cucharadita de pimentón dulce
1 taza de caldo de huesos

125 calorías

1 cucharadita de perejil picado
sal y pimienta

Preparación

- Cortar los ajíes por la mitad, quitarles las semillas y las membranas blancas y cortarlos en tiras.
- Pelar los tomates y trocearlos.
- Pelar la cebolla y picarla.
- Echar la margarina en una olla, calentarla y sofreír en ella la cebolla unos 5 minutos, removiéndola.
- Añadir las tiras de ajíes, el pimentón y el caldo.
- Rehogar la preparación tapada unos 10 minutos.
- Añadir los trozos de tomate y proseguir la cocción 10 minutos más con el recipiente tapado.
- Retirar del fuego, condimentar con la sal y la pimienta y espolvorear con el perejil.

> **Este plato combina bien con carne asada, hamburguesa, arroz o papas cocidas.**

GRATÍN DE ZAPALLITO

500 calorías

Ingredientes

200 g de zapallito largo
100 g de tomate
1 cebolla chica
100 g de carne picada
1/2 taza de caldo de carne

10 g de margarina dietética
1 cucharadita de aceite
1 cucharada de vino
1 cucharada de agua
1 cucharada de queso rallado
1/2 cucharadita de orégano
sal y pimienta

Preparación

- Pelar los tomates y cortarlos en rodajas.
- Pelar y cortar en aros la cebolla.
- Calentar el aceite y rehogar en él la cebolla.
- Añadir la carne picada y cocinarla removiéndola.
- Incorporar el caldo y condimentar con sal, pimienta y orégano.
- Cocinar unos 10 minutos.
- Añadir la mitad de las tajadas de tomate y dejarlas cocer.
- Quitar las puntas al zapallito y cortarlo en rodajas finas.
- Sofreír las rodajas en la margarina, incorporar el vino y el agua y sazonar.
- Precalentar el horno.
- Colocar la mitad de las tajadas de zapallito en una fuente para horno y distribuir encima la carne picada.
- Cubrir con el resto del zapallito y éste con las tajadas de tomate restantes.
- Espolvorear con orégano y hornear unos 30 minutos.
- Esparcir el queso rallado por encima y gratinar durante 5 minutos.

> **Se puede acompañar con pan negro tostado.**

PUERROS AL GRATÍN

Ingredientes

270 calorías

250 g de puerro
4 fetas de jamón cocido
1 y 1/2 cucharada de yogur
1 y 1/2 cucharada de leche agria
2 cucharaditas de queso rallado
10 g de margarina dietética
sal gruesa, cantidad necesaria
sal y pimienta

Preparación

- Preparar los puerros y cortarlos en trozos de unos 10 cm de largo.
- Echarlos en agua hirviendo con un poco de sal y cocinarlos unos 10 minutos a fuego bajo evitando que se ablanden demasiado.
- Retirarlos del agua y ponerlos a escurrir.
- Mientras se cuecen, cortar el jamón en trocitos.
- Batir el yogur con la crema agria y condimentar el batido con la sal y la pimienta.
- Añadir el queso y mezclar bien.
- Precalentar el horno.
- Poner los puerros en una fuente refractaria y distribuir sobre ellos los trocitos de jamón.
- Bañarlos con la salsa de queso y colocar encima la margarina en trocitos.
- Gratinar los puerros unos 20 minutos, hasta que la superficie esté dorada.

ALCAUCILES AL ESCABECHE

Ingredientes

700 calorías

3 alcauciles
jugo de 1/2 limón
1 zanahoria
1 hoja de laurel
1 diente de ajo
1/2 cebolla
1/4 taza de vinagre
1/2 taza de aceite
1/2 taza de caldo
sal y pimienta

Preparación

- Limpiar los alcauciles y quitarles las hojas feas.
- Cortarles el tronquito y las puntas, y pasarlos por agua con jugo de limón para blanquearlos.
- Acomodar en una cacerola las zanahorias, el ajo, la cebolla, todos cortados en fina juliana, y la hoja de laurel.
- Añadir encima los alcauciles, abriéndolos un poquito.
- Condimentar con sal y pimienta, agregarles el vinagre, el aceite y el caldo.
- Cocinar a fuego lento con la olla bien tapada.

> Este escabeche se puede comer frío, o guardarse en frascos esterilizados para consumir con posterioridad.

Jacques Lafond

Comidas con carnes rojas

La carne es un elemento primordial en el régimen
del diabético pues contiene gran cantidad de proteínas,
vitaminas, hierro y otros principios saludables.
Está incluida entre los alimentos protectores,
y se permite consumir hasta 300 gramos por día.
De todas las carnes se prefiere la de vacuno,
que debe elegirse magra, para que no se aumente
su valor calórico.
Las carnes de cerdo y de cordero son igualmente
recomendables, pero deben consumirse con mayor cui-
dado porque son más ricas en grasas que la de vacuno.

BIFE A LA PALTA

Ingredientes

370
calorías

1 bife de carne de ternera magra
2 cucharadas de pulpa de palta
1 cucharadita de margarina
tomillo, estragón y albahaca, a gusto
sal y pimienta

Preparación

- Pisar la pulpa de palta, que se debe elegir bien madura, hasta formar un puré.
- Untar el bife con una ligera capa de margarina.
- Cocinarlo a la plancha hasta el punto que más agrade.
- Salpimentarlo y servirlo cubierto con el puré de palta.
- Espolvorearlo con un poco de las hierbas aromáticas picadas.

PINCHO DE CARNES

Ingredientes

100 g de carne vacuna magra
100 g de carne de pollo
100 g de carne de cerdo
2 cebollas chicas
1/2 ají morrón
2 tomates cherry
2 champiñones
1 zapallito
2 hojas de laurel
1 hoja grande de lechuga
sal y pimienta

700 calorías

Preparación

- Cocinar un momentito las cebollitas en agua hirviendo.
- Cortar el zapallito en trozos sin pelarlo.
- Cortar en trozos el ají morrón y quitar el cabito a los tomatitos.

- Cortar las carnes en dados.
- Alternar a gusto los dados de carne con las legumbres y hortalizas colocándolos en uno o dos pinchos.
- Se pueden colocar trozos de laurel entre la carne y las legumbres.
- Envolver los pinchos en papel metálico y llevarlos al horno o a la parrilla por unos 10 minutos.
- Luego quitar el papel y terminar la cocción.
- Servirlos sobre una hoja de lechuga aderezada.

GUISO DE ASADO DE TIRA

Ingredientes

700 calorías

200 g de asado de tira
1 cebolla chica
1/4 de ají morrón
1/4 de ají verde
100 g de calabaza
1 taza de caldo de carne
1/2 cucharadita de extracto de tomate
1 ramito de hierbas aromáticas
1 pizca de comino
sal y pimienta

Preparación

- Desgrasar la tira de asado y trozarla.
- Sazonarla con sal y pimienta.
- Cortar la cebolla y los ajíes en fina juliana.

- Rehogarlos en un poco de caldo a fuego fuerte.
- Añadir los trozos de carne y cocinarlos unos 10 minutos.
- Agregar el resto del caldo junto con el ramito de hierbas, el extracto de tomate disuelto y la pulpa de la calabaza cortada en daditos.
- Cuando rompa el hervor bajar el fuego a moderado, condimentar con el orégano y el comino, y salpimentar.
- Mezclar bien y completar la cocción durante unos 30 minutos más.
- Retirar el ramito aromático y servir la carne cubierta por las verduras y la salsa.

ESTOFADO CON CHAMPIÑONES

Ingredientes

570 calorías

200 g de carne de ternera magra
5 ó 6 champiñones
1 cebolla de verdeo
1 puerro
1 cebolla chica
1/2 cucharada de jugo de limón
1 taza de caldo de carne
1 pizca de tomillo
1 hoja de laurel
1/2 cucharadita de fécula de maíz
sal y pimienta

Preparación

- Desgrasar la carne y trozarla en porciones parejas.

- Salpimentarlas y reservarlas.
- Picar la cebolla de verdeo, incluso las hojas verdes tiernas, la cebolla blanca y el blanco del puerro.
- Rehogarlos en 1/3 del caldo unos 3 ó 4 minutos.
- Agregar los trozos de carne y mezclar bien, cocinando a fuego fuerte unos 5 minutos.
- Agregar el resto del caldo, el jugo de limón, el tomillo, la hoja de laurel y salpimentar a gusto.
- Cuando la preparación rompa el hervor, bajar el fuego a moderado y agregar los champiñones. Si son muy grandes cortarlos en trocitos parejos.
- Cocinar unos 20 minutos más.
- Un momentito antes de completar la cocción, añadir la fécula de maíz disuelta en un poco de agua.
- Cuando la salsa espese, apagar el fuego y dejar la preparación en la olla tapada durante unos minutos, antes de servir.

PAN DE CARNE

Ingredientes

750 calorías

200 g de carne de ternera magra
1 tajada de panceta ahumada
1 huevo
1 cucharada de harina
1 cucharada de leche descremada en polvo
1 cebolla chica
1 diente de ajo
unas hojitas de albahaca
1 pizca de nuez moscada

1/2 dedalito de azafrán
2 hojas de laurel
1 ramito de hierbas finas
1 chorrito de coñac
sal y pimienta

Preparación

• Picar bien la carne y mezclarla con las hierbas finas
también picaditas, la harina, la leche, el huevo,
la cebolla rallada y el ajo bien picado.
• Salpimentar y agregar la nuez moscada, la albahaca picada
y el azafrán.
• Rociar con el coñac.
• Colocar en la superficie las hojas de laurel.
• Llevar a horno moderado de 3 a 4 horas, cubierto con papel
de aluminio hasta 1/4 de hora antes de terminar la cocción.
• Se puede comer caliente o frío.

> **No se debe comprar carne ya picada pues
> contiene mucha grasa. Si no se puede picar
> en casa, se seleccionará un trozo de carne
> magra y se lo hará picar en el momento.**

LOMO CON CHUCRUT

400 calorías

Ingredientes

1 bife de lomo
1/2 cebolla chica

1/2 manzana
150 g de chucrut
2 bayas de enebro
1 hoja de laurel
unas gotas de edulcorante
1 copita de vino blanco
sal

Preparación

- Poner el bife de lomo en adobo.
- Pelar la cebolla y cortarla en aros.
- Pelar la manzana, quitarle el corazón y cortarla en rodajitas finas.
- Echar el chucrut en una cazuela.
- Añadir el enebro, la hoja de laurel, los aros de cebolla, la sal y el edulcorante.
- Colocar por encima las rodajas de manzana.
- Enjuagar el bife adobado, secarlo con papel de cocina y colocarlo sobre las rodajas de manzana.
- Tapar la cazuela e introducirla en el horno frío.
- Encender el horno, cocinar el preparado durante 1 hora y añadirle entonces el vino.
- Continuar la cocción durante unos 20 minutos.

Este plato puede acompañarse con rodajas de papas hervidas, u horneadas.

ARROLLADOS DE TERNERA

Ingredientes

450 calorías

1 bife de carne de ternera magra
1 tajada de panceta (tocino) magra
1 pepinillo
1 cebolla chica
10 g de margarina dietética
1 manojo de verdura para caldo
1 tomate chico
1/4 litro de caldo de carne
1 hoja de laurel
1 cucharada de vino tinto seco
1 cucharada de crema de leche agria
1/2 cucharadita de mostaza
1/2 cucharadita de pimentón
sal y pimienta

Preparación

- Extender la mostaza sobre la carne y condimentarla con la pimienta, la sal y el pimentón.
- Colocar encima la tajada de tocino.
- Cortar el pepinillo en tiras y la cebolla en aros, y colocarlos sobre el tocino.
- Arrollar la carne y sujetarla con un hilo grueso como si fuera un pequeño matambre.
- Calentar la margarina en una sartén y sofreír en ella, dorándola, toda la superficie del arrollado.
- Espolvorear con la sal, la pimienta y el pimentón.

- Cortar las hortalizas y el tomate en trocitos, añadirlos y dejarlos rehogar.
- Incorporar el caldo con la hoja de laurel y dejar estofar a fuego bajo durante 1 hora.
- Sacar el arrollado, quitarle el hilo y reservarlo en un lugar caliente.
- Retirar la hoja de laurel, pasar el fondo de cocción por un tamiz y seguir cocinando hasta que se reduzca.
- Incorporar el vino y la crema y batir todo.
- Servir el arrollado con esta salsa.

> **Este arrollado puede acompañarse con puré de papas o papas hervidas.**

CARNE DE CERDO A LA CHINA

Ingredientes

350 calorías

100 g de carne de cerdo
1 cebolla chica
3 champiñones
1 bulbo de apio chico
1 ají morrón chico
1 ají verde chico
30 g de brotes de soja
1 cucharada de aceite
1 cucharada de salsa de soja
sal y pimienta blanca

Preparación

- Cortar la carne en tiritas.
- Pelar la cebolla y cortarla en aros.
- Limpiar los champiñones y cortarlos en cuartos.
- Pelar el apio y cortarlo en tiritas.
- Cortar los ajíes por la mitad, retirarles el tronquito, las semillas y las membranas blancas y cortarlos en tiritas.
- Enjuagar los brotes de soja y dejarlos escurrir.
- Mezclar todos los ingredientes preparados y condimentarlos con la sal y la pimienta.
- Calentar el aceite en una sartén y freír en él la mezcla a fuego bajo durante 20 ó 30 minutos, removiendo con frecuencia.
- Antes de servir, bañar el preparado con la salsa de soja.

> Este plato combina muy
> bien con arroz blanco.

ESTOFADO DE CORDERO

Ingredientes

100 g de carne de cordero magra
1/2 cebolla chica
1 diente de ajo
10 g de margarina dietética
1/4 litro de caldo de carne
1 vasito de vino blanco seco

350 calorías

1 cucharada de jugo de limón
1/3 de cucharadita de romero
sal y pimienta

Preparación

- Lavar la carne y escurrirla.
- Pelar la cebolla y cortarla en trocitos.
- Pelar y picar el diente de ajo.
- Machacar el ajo con la sal y frotar la carne con la pasta.
- Calentar la margarina en una olla y rehogar bien la carne en ella.
- Incorporar el vino y el jugo de limón.
- Cuando el jugo esté espeso, añadir los trozos de cebolla.
- Condimentar con sal y pimienta y dejar cocinar la carne de 40 a 50 minutos, a fuego bajo y con el recipiente tapado.
- Dar vuelta la carne una o dos veces durante esa cocción.
- Retirar la carne, aderezarla con el romero y mantenerla caliente.
- Echar el caldo sobre el fondo de cocción y dejar que el líquido se espese.
- Bañar la carne con este fondo de cocción.

GUISO DE CORDERO Y VERDURAS

660 calorías

Ingredientes

100 g de carne de cordero magra
1/2 litro de agua

1 zanahoria
1 cebolla chica
200 g de repollo
150 g de papas peladas
1 cucharada de perejil picado
tomillo, comino, sal y pimienta, a gusto
1 hoja de laurel
2 cucharadas de aceite

Preparación

- Cortar la carne en daditos y ponerla a hervir durante 10 minutos.
- Pelar la zanahoria y cortarla en tiritas.
- Pelar la cebolla y cortarla en aros.
- Rallar el repollo o cortarlo en juliana muy fina.
- Retirar la carne.
- Calentar el aceite, echarlo en una cazuela y colocar en ella, en capas alternadas, la carne, la zanahoria, la cebolla y el repollo.
- Condimentar cada capa con sal, pimienta, tomillo y comino, y colocar encima el laurel.
- Hornear a fuego bajo durante 1 hora.
- Mientras tanto cortar las papas en daditos y cocinarlas en agua con algo de sal.
- Espolvorear los daditos de papa con el perejil picado y mezclarlos con el resto de los ingredientes.

Comidas con carne de aves

---

*Las aves son ricas en grasa, por eso, al utilizar
su carne, debemos desgrasarla y quitarle el pellejo.
La presa más fácil de controlar, sobre todo respecto
al peso es la pechuga, ya que no contiene huesos.
Dentro de la carne de aves se recomienda la pechuga de
pavo que contiene poca grasa y es de fácil digestión.*

POLLO CON ZAPALLITOS LARGOS

Ingredientes

400
calorías

1/4 de pollo
1 cebolla chica
1 zapallito largo mediano
1 diente de ajo
1/2 taza de caldo de ave
1 chorrito de salsa de soja
1 chorrito de salsa inglesa
1 hoja de laurel

1 cebolla de verdeo chica
sal y pimienta

Preparación

- Quitarle la piel al pollo y trozarlo.
- Salpimentarlo y acomodar los trozos en una fuente para horno.
- Cortar la cebolla en juliana y el zapallito en rodajas finas y cubrir el pollo con ambos, añadiendo el ajo picado.
- Verter el caldo sobre los ingredientes junto con la salsa de soja y la salsa inglesa.
- Colocar encima la hoja de laurel y espolvorear con la cebolla de verdeo picada. Salpimentar.
- Cubrir la fuente con papel de aluminio y llevarla al horno precalentado, a fuego moderado.
- Hornear 30 minutos y retirar el papel de aluminio y la hoja de laurel.
- Bañar la preparación con el jugo de cocción y dejarla cocinar 15 minutos más a fuego máximo.
- Servir el pollo con los zapallitos y la salsa de cocción.

PECHUGA DE POLLO AL LIMÓN

Ingredientes

1 pechuga de pollo
1/2 taza de caldo de ave
1 cebolla de verdeo
1 puerro

265 calorías

1 cucharada de vino blanco
1 cucharada de jugo de limón
ralladura de cáscara de 1/2 limón
1/2 cucharadita de fécula de maíz
1 cucharadita de perejil picado
sal y pimienta

Preparación

• Quitarle la piel a la pechuga y desgrasarla.
• Calentar la mitad del caldo en una sartén y, al hervir,
añadir el blanco del puerro y la cebolla de verdeo, picados.
• Rehogar las verduras y añadir el vino dejando
que se evapore.
• Agregar la pechuga de pollo cortada en finas tajadas
y dorarlas de ambos lados.
• Añadir el resto del caldo y continuar la cocción a
fuego bajo, es decir, en ebullición suave.
• Disolver la fécula en el jugo de limón, mezclar con la
ralladura y agregar a la preparación de la sartén.
• Salpimentar y revolver bien.
• Completar la cocción de la pechuga y si la salsa se espesa
demasiado, agregar un poco más de caldo.
• Servir la pechuga espolvoreada con el perejil picado.

POLLO CON ESPINACAS

200
calorías

Ingredientes

1/4 de pollo
1/2 paquete chico de espinaca

1 cebolla chica
1 diente de ajo
1 ramito de hierbas aromáticas
sal y pimienta

Preparación

- Quitar los cabos a las espinacas, lavarlas, secarlas y extenderlas en una fuentecita para horno.
- Salpimentarlas y cubrirlas con la cebolla cortada en aros finos y el ajo picadito.
- Abrir la carne del ave por el medio y aplastarla con el palote de amasar.
- Salpimentarla y colocarla sobre las espinacas preparadas.
- Llevar al horno en asadera cubierta por papel de aluminio, durante quince minutos.
- Retirar el papel y terminar la cocción.

POLLO AL MORRÓN

200
calorías

Ingredientes

1/4 de pollo
1 ají morrón
1 cebolla chica
1 ramito de salvia fresca
1 cucharada de jugo de limón
sal y pimienta

Preparación

- Pelar y trozar la cebolla y quitar al ají la tapa superior y el semillero.
- Hacerlos puré en la licuadora.
- Quitar la piel al pollo y aplastarlo con el palote de amasar.
- Salpimentarlo y untarlo con la pasta de ají y cebolla.
- Colocar en una fuentecita para horno un colchón de salvia y, sobre él, la carne de pollo preparada.
- Cubrirlo con papel de aluminio y llevarlo al horno 10 minutos.
- Retirar el papel y cocinar 20 minutos más.
- En el momento de servir, rociarlo con el jugo de limón.

PAVO AL PIMENTÓN

Ingredientes

*200 g de carne de pavo cocida
1/2 taza de arroz cocido
1 cebolla de verdeo
1 diente de ajo
1/2 cucharadita de pimentón
1 pizca de tomillo
1 chorrito de salsa de soja
sal y pimienta*

300 calorías

Preparación

- Cortar la carne de pavo en daditos. (Se puede aprovechar la carne que ha quedado luego de retirar la pechuga.)

- Cortar la cebolla de verdeo en rodajitas, incluso las hojas verdes tiernas.
- Poner la carne de pavo, la cebolla y el ajo picado en una ollita y salpimentar.
- Espolvorear con el pimentón y agregar la salsa de soja y el tomillo.
- Rociar con medio vaso de agua y cocinar a fuego durante 15 minutos.
- Servir mezclado con el arroz y salseado con el fondo de cocción.

POLLO A LA MANZANA

Ingredientes

375 calorías

1 pechuga de pollo chica
2 dientes de ajo
jugo de 1/2 limón
1 cucharadita de ralladura de limón
1 cucharada de aceite
1/2 cucharadita de tomillo
4 cucharadas de caldo de ave
1 manzana verde chica
1 cucharada de vino blanco seco
1/2 cucharada de crema de leche agria
1 gota de edulcorante líquido
20 g de margarina dietética
sal y pimienta blanca

Preparación

- Lavar la pechuga de pollo y secarla con un papel de cocina.
- Pelar los ajos, prensarlos y mezclarlos con el jugo de limón, el aceite y el tomillo.
- Verter este adobo sobre la pechuga.
- Dejar reposar la carne de ave adobada de 4 a 6 horas, dándola vuelta de tanto en tanto.
- Sacar la pechuga del adobo, escurrirla bien y frotarla con sal y pimienta.
- Calentar 10 gramos de margarina en una sartén y dorar en ella la pechuga por ambos lados.
- Añadir dos cucharadas de caldo y dejar que la carne siga cocinándose a fuego bajo durante 30 minutos.
- Pasar la pechuga a una fuente y mantenerla caliente.
- Pelar la manzana, quitarle el corazón y cortarla en rodajas de 1 cm de espesor.
- Calentar el resto de la margarina en una sartén y dorar los aros de manzana por ambos lados.
- Guarnecer la pechuga con la manzana preparada.
- Mezclar el fondo de cocción con el resto del caldo y el vino blanco y pasarlo por el tamiz.
- Dejarlo dar un hervor, retirar la salsa del fuego y añadirle el limón rallado y la crema agria.
- Condimentar la salsa con sal, pimienta y una gota de edulcorante, y verterla sobre la pechuga.

Este plato puede acompañarse con papas cocidas y espolvoreadas con tomillo o perejil.

PATA DE POLLO AL CURRY

540 calorías

Ingredientes

1 pata de pollo
50 g de ensalada de frutas
1/2 cebolla chica
3 cucharadas de puré de manzana
1/4 taza de caldo de carne
1 cucharada de vino blanco seco
pimienta blanca, curry y sal, a gusto
2 cucharadas de aceite
10 g de margarina
1 gota de edulcorante líquido

Preparación

- Lavar la pata de pollo, secarla con papel de cocina y condimentarla con sal y pimienta. Dorarla en el aceite.
- Añadir el agua y dejar cocer la pata a fuego bajo durante 20 minutos.
- Dejar escurrir las frutas de la ensalada y cortarlas en trocitos.
- Picar la cebolla y dorarla en la margarina hasta que se ponga transparente.
- Incorporar el puré de manzanas y las frutas, y rehogar todo 2 ó 3 minutos.
- Añadir el caldo y el vino, y cocinar 5 minutos más.
- Espolvorear la pata de pollo con el curry y condimentarla con la sal y el edulcorante.
- Bañarla con la salsa preparada.

**Este plato puede acompañarse con arroz hervido
o con ensalada de lechuga y tomate.**

FILETE DE PAVO AL GRATÍN

480 calorías

Ingredientes

1 filete de pavo
100 g de champiñones
30 g de margarina dietética
1 cucharada de aceite
1 cucharada de jerez seco
1 cucharada de queso rallado
sal y pimienta

Preparación

- Preparar los champiñones y cortarlos en rodajitas.
- Rehogarlos en una sartén con 10 gramos de la margarina y sazonarlos.
- Aplastar el filete de pavo presionándolo con la palma de la mano.
- Rehogar en otra sartén el filete, a fuego vivo, con otros 10 gramos de margarina y el aceite.
- Acabar de freírlos a fuego bajo durante 5 minutos.
- Condimentarlos con sal y pimienta.
- Untar con margarina una fuente para horno, colocar en ella el filete y mantenerlo caliente.
- Precalentar el horno.
- Mezclar el fondo de cocción con el jerez y los últimos 10 gramos de margarina.
- Repartir las rodajitas de champiñones sobre el filete, espolvorear con el queso rallado y verter encima el fondo de cocción.
- Gratinar en el horno hasta que el queso se dore.

Comidas con pescados y mariscos

El pescado que se utilice debe tener poca grasa,
es decir, pertenecer a la categoría de los
llamados magros como el besugo, la brótola, el bacalao, el
lenguado, la corvina y el pejerrey.
Entre los pescados gordos o grasos, que deben consumir-
se con menor asiduidad y en menor cantidad, tenemos el
arenque, el atún, la caballa, el salmón y la sardina.

FILETE DE BRÓTOLA
A LA ESPAÑOLA

190
calorías

Ingredientes

1 filete de brótola
1 cucharada de blanco de puerro picado
1 zanahoria chica rallada
2 cebollas de verdeo picadas

1/4 vaso de vino blanco
1/2 taza de caldo de pescado
1 cucharadita de queso blanco
1/2 dedalito de azafrán
1 cucharadita de perejil picado
sal y pimienta

Preparación

- Poner el caldo y el vino en una sartén hasta que hiervan.
- Dejar evaporar el alcohol y agregar el blanco de puerro, la zanahoria y la cebolla de verdeo.
- Rehogar unos minutos.
- Salpimentar el filete y acomodarlo sobre el colchón de verduras.
- Cocinarlo 3 minutos de cada lado.
- Mezclar el azafrán con el queso untable, el perejil y unas cucharadas del jugo de cocción.
- Volcar la mezcla en la sartén y revolver de modo que todos los ingredientes se integren.
- Salpimentar a gusto y servir.

LENGUADO ARCO IRIS

Ingredientes

1 filete de lenguado
1 pocillo de arroz
1 pizca de curry

220 calorías

1 cebolla de verdeo
1 tomate chico
4 aceitunas negras
1 pizca de nuez moscada
sal y pimienta

Preparación

• Cocinar el arroz con el polvo de curry.
• Envolver el filete en papel de aluminio y cocinarlo al vapor o al horno.
• Cortar la cebolla de verdeo en rodajitas, incluso las hojas verdes tiernas.
• Descarozar las aceitunas y trozar el tomate.
• Quitar la envoltura al pescado y condimentarlo con la nuez moscada, sal y pimienta.
• Condimentar el arroz, si hace falta, y mezclarlo con el tomate trozado, las aceitunas y las rodajitas de cebolla de verdeo.
• Poner el pescado en una fuentecita para horno rodeado por el arroz y calentarlo en el horno un momentito.

CALAMAR RELLENO

250 calorías

Ingredientes

1 calamar mediano
100 g de espinaca
1 pocillo de arroz cocido
1 cucharada de queso crema

1 clara de huevo
1 diente de ajo
1 taza de caldo de pescado
unas hojitas de salvia
1 pizca de jengibre
1 pizca de pimentón
1 cucharada de jerez
sal y pimienta

Preparación

- Limpiar muy bien el calamar, quitándole los tentáculos, la cabeza y el cartílago.
- Lavarlo bien con agua fría y picar la cabeza y los tentáculos.
- Limpiar las espinacas y picarlas finamente.
- Mezclarlas con el arroz, la picadura de calamar, el ajo y la salvia también picados, el queso crema, la clara de huevo y el jengibre.
- Formar una pasta con esos ingredientes y salpimentarlos.
- Sazonar el interior del calamar con sal y pimienta, y rellenarlo en sus dos terceras partes con la pasta.
- Cerrar la bolsa cosiéndola con hilo de cocina o sujetándola con un palillo.
- Poner a hervir el caldo de pescado con el jerez y el pimentón.
- Cuando entre en ebullición, incorporar el calamar y bajar el fuego a moderado.
- Cocinar aproximadamente 15 minutos, hasta que se note que el calamar está tierno.
- Servirlo bañado con el jugo de cocción.

PESCADO AL LIMÓN

Ingredientes

105 calorías

1 filete de bacalao fresco
1 cebolla chica rallada
2 limones
1 cucharada de ají morrón hecho puré
1 hoja de lechuga
sal y pimienta

Preparación

- Colocar el pescado en una fuente honda, salpimentarlo
y untarlo con el puré de ají morrón mezclado
con la cebolla rallada.
- Bañarlo con el jugo de los dos limones y
dejarlo en maceración por 24 horas, en la heladera.
- Escurrirlo y servirlo sobre una hoja de lechuga.

BACALAO EN GELATINA

120 calorías

Ingredientes

1 filete de bacalao
unos trocitos de apio y zanahoria
1 grano de pimienta
1 hoja de laurel
2 cucharadas de arvejas
50 g de puntas de espárragos
1/2 taza de agua

1/2 taza de caldo de pescado
1 cucharadita de vinagre
1 gota de edulcorante líquido
1/2 sobre de gelatina sin sabor
1 cucharadita de eneldo picado
sal

Preparación

- Poner a hervir los trocitos de apio y zanahoria con el agua, el vinagre, la pimienta, la hoja de laurel y sal, durante 10 minutos.
- Lavar el filete y ponerlo a hervir en ese caldo, a fuego bajo, durante 10 minutos.
- Sacarlo, escurrirlo y dejarlo enfriar.
- Remojar la gelatina en agua fría unos 4 minutos.
- Cortar la zanahoria en juliana y hervirla junto con las arvejas durante 5 ó 6 minutos en agua con algo de sal.
- Cocinar los espárragos en agua con un poco de sal durante 10 ó 15 minutos.
- Cortar en tiras cortas el filete de pescado y mezclarlo con la zanahoria, las arvejas y los espárragos.
- Enjuagar un plato hondo con agua fría y colocar en él todos los ingredientes.
- Espolvorearlos con el eneldo.
- Condimentar el caldo de pescado con sal, vinagre y edulcorante líquido y ponerlo a calentar.
- Exprimir la gelatina y disolverla en el caldo caliente.
- Verterla encima de los filetes preparados y dejar enfriar de 2 a 3 horas.

Esta gelatina puede acompañarse con tostadas de pan negro.

ARENQUES A LA CREMA

Ingredientes

270 calorías

100 g de arenques
2 cucharadas de yogur
2 cucharadas de crema agria
1 cebolla chica
1 pepinillo mediano
1 cucharadita de eneldo picado
1 hoja de laurel
1 gota de edulcorante líquido
sal y pimienta blanca

Preparación

- Desalar y remojar el arenque.
- Cortar el filete en 3 ó 4 trozos y colocarlos en un recipiente hondo.
- Batir el yogur con la crema agria hasta obtener una pasta homogénea.
- Añadir la hoja de laurel y condimentar con pimienta blanca, sal y edulcorante.
- Cortar la cebolla en finas rodajas y separarlas en aros.
- Cortar el pepinillo en rodajitas finas.
- Distribuir la cebolla y el pepinillo sobre los trozos de arenque y verter encima la salsa de crema y yogur.
- Reservar el plato en lugar frío, por lo menos durante una hora, para que el arenque tome sabor.
- Espolvorearlo con el eneldo.

> **Este arenque puede servirse acompañado de papas cocidas con su cáscara.**

Comidas con pastas

Las pastas, ingeridas con moderación, pueden formar parte del plan dietético de los diabéticos. Acompañadas por carne de ternera, de pollo, de mariscos y por verduras, logran reunir en un solo plato todos los elementos para un almuerzo o una cena. Se recomienda el uso de pastas integrales.

FIDEOS A LA NABIZA

430 calorías

Ingredientes

150 g de fideos de sémola
2 nabizas
1/2 taza de caldo de verdura
1 cucharada de aceite de oliva
1 diente de ajo
1 cebolla de verdeo
1 pizca de tomillo
sal y pimienta

Preparación

- Limpiar y lavar muy bien las hojas de las nabizas y separar el extremo del tallo que no tiene hojas.
- Cortar las hojas y los tallos en trozos y blanquearlos en abundante agua con sal.
- Retirar y escurrir. Poner a hervir el agua del blanqueo y cocinar los fideos, que deben quedar "al dente".
- Picar la cebolla de verdeo, incluso las hojas verdes tiernas, y ponerla a hervir, en sartén, con el caldo y el ajo machacado.
- Cocinar unos minutos y agregar los trozos de hojas y tallos de nabiza.
- Mezclar y rehogar un momentito.
- Colar la pasta y mezclarla en la sartén con la preparación.
- Rociarla con el aceite de oliva, condimentarla con el tomillo y salpimentarla.
- Mezclar todo rápidamente para que los fideos no se pasen de punto.

ESPAGUETIS INTEGRALES A LA ALBAHACA

280 calorías

Ingredientes

150 g de fideos espagueti integrales
unas hojitas de albahaca
1 diente de ajo
1 tomate maduro
1 filete de anchoa
1 cucharada de aceite de oliva

1 pizca de ají molido
sal y pimienta

Preparación

- Hervir 1 litro de agua con sal y, cuando suelte el hervor, echar los espaguetis.
- Revolverlos para que no se peguen y cocinarlos "al dente" de 8 a 10 minutos.
- Pelar el diente de ajo y triturar y escurrir el tomate.
- Picar finamente el filete de anchoa y las hojitas de la albahaca.
- Calentar el aceite en una sartén, dorar el diente de ajo y retirarlo.
- Echar la anchoa y el ají molido hasta que la anchoa se deshaga.
- Agregar los tomates triturados y las hojitas de albahaca, dejarlos freír un rato y agregarles un poco de agua para que formen salsa.
- Escurrir los espaguetis y echarles la salsa de tomates y albahaca por encima.

PASTA CON MEJILLONES

Ingredientes

320 calorías

150 g de pasta a elección (no rellenas)
50 g de mejillones pelados
25 g de champiñones
1 diente de ajo

1 cucharadita de perejil picado
1 cucharada de aceite
sal y pimienta

Preparación

- Hervir la pasta en abundante agua con sal.
- Cuando esté "al dente", escurrirla y reservarla.
- Trozar los champiñones y dorarlos en el aceite junto con los mejillones y el ajo picado.
- Agregar 2 cucharadas de agua y completar la cocción.
- Echar los mariscos sobre la pasta con su jugo de cocción y espolvorear con el perejil.

BUDINCITO DE PASTA

Ingredientes

300 calorías

100 g de fideos espagueti
25 g de queso blanco
1 cucharada de queso parmesano rallado
40 g de espinaca
1 cebolla chica
1 cucharadita de orégano
10 g de margarina dietética

Preparación

- Hervir la pasta en abundante agua con sal.
- Lavar las espinacas y quitarles los tronquitos.
- Picarlas finamente junto con la cebolla.

- Cuando la pasta esté «al dente», escurrirla y mezclarla con el queso blanco, la espinaca, la cebolla, el orégano y salpimentar.
- Colocar el preparado en una fuentecita para horno ligeramente engrasada con la margarina.
- Espolvorear con el queso parmesano rallado y gratinar en el horno unos 10 minutos.

BUDINCITO DE PASTA INTEGRAL

Ingredientes

50 g de pasta integral a elección
3 fetas de jamón cocido
100 g de champiñones
1 tomate chico
1 huevo
1 pizca de nuez moscada
1 cucharadita de perejil picado
1 cucharada de queso rallado
1/3 de taza de leche descremada
margarina, cantidad necesaria
sal y pimienta

Preparación

- Cocinar la pasta en agua hirviendo con sal unos 15 minutos.
- Untar levemente con margarina una fuentecita para horno y colocar en ella la mitad de la pasta.
- Picar el jamón y cortar en rodajas los champiñones.
- Cortar el tomate en rodajas finas.

- Distribuir el jamón, los champiñones y las rodajas de tomate sobre la pasta de la fuentecita.
- Cubrir con el resto de la pasta.
- Batir la leche con el huevo y condimentar con la nuez moscada, la pimienta y la sal. Bañar la pasta.
- Esparcir el queso rallado por encima y colocar el budín en el horno precalentado, a fuego fuerte.
- Retirarlo cuando se haya gratinado.

La pasta integral puede comprarse en forma de espaguetis, macarrones, tallarines o tirabuzones, sobre todo en las casas de productos dietéticos.

FIDEOS A LA PARMESANA

320 calorías

Ingredientes

150 g de fideos de sémola
1 diente de ajo
20 g de margarina dietética
queso parmesano rallado, a gusto
sal y pimienta

Preparación

- Cocinar la pasta en agua hirviendo con durante 15 minutos.
- Colarla y colocarla en una fuente para servir.
- Dorar en la margarina el ajo picado, salpimentar y bañar los fideos con esta salsa.
- Espolvorearlos con abundante queso rallado.

Postres

Para endulzar los postres se usarán edulcorantes, a los que ya nos hemos referido en el prefacio de este recetario. Se preferirán los postres de frutas, y entre ellos los de cítricos, de ananá, de frutillas, de duraznos, de damascos y de manzanas. Las ciruelas y las bananas serán aprovechadas en menor proporción.

POSTRE DE VAINILLA Y GAJOS DE NARANJA

90 calorías

Ingredientes

1/3 de taza de leche descremada
1 naranja
1 cucharadita de fécula de maíz
1 cucharadita de jugo de limón
1 chorrito de edulcorante

Preparación

- Diluir la fécula en una cucharadita de leche fría.
- Poner a hervir el resto de la leche y añadirle, al tomar hervor, la fécula disuelta.
- Cuando tome consistencia de crema, echarla en una fuentecita y llevarla a la heladera.

- Pelar la naranja, separarla en gajos y quitarles el hollejo y las semillas.
- Rociarlos con el jugo de limón.
- Trozar la mitad de los gajos y colocarlos en una escudilla de servir.
- Echar sobre ellos la crema preparada y distribuir los gajos restantes en la superficie del postre.

POSTRE DE MANZANA A LA CANELA

122 calorías

Ingredientes

1/3 de taza de leche descremada
1 cucharadita de fécula de maíz
1 manzana
1 pizca de sal
1/2 cucharadita de canela
1 clara de huevo
1 chorrito de edulcorante

Preparación

- Poner a hervir la leche con la pizca de sal y, cuando hierva, echar en ella la fécula diluida en agua o leche fría.
- Dejar hervir un momento y añadir la canela y el edulcorante.
- Aparte, cocinar la manzana rallada en grueso con 2 cucharadas de agua y unas gotitas de edulcorante, durante 2 minutos.
- Echar la manzana cocida en una fuentecita y cubrirla con la crema a la canela.
- Servir el postre espolvoreado con un poco de canela.

BUDINCITO DE DURAZNOS

Ingredientes

85 calorías

50 g de queso untable descremado
25 g de yogur bebible descremado
4 cucharadas de mermelada dietética de durazno
ralladura de cáscara de 1/2 limón
1 cucharada de gelatina sin sabor disuelta en agua

Preparación

- Mezclar la mermelada con el queso untable y el yogur.
- Añadir la ralladura de limón y la gelatina.
- Llenar con la mezcla una flanera individual.
- Dejar 2 horas en la heladera para que tome consistencia.
- Retirar y desmoldar.

El budincito se puede bañar con jugo de naranja reducido y adornar con unas hojitas de menta fresca.

TARTELETA DE UVAS NEGRAS

122 calorías

Ingredientes

50 g de uvas negras
1 cucharadita de fécula de maíz
1 clara de huevo
1/2 taza de leche descremada
jugo de 1 naranja
unas gotas de esencia de vainilla

1 cucharadita colmada de edulcorante granulado
1 ramita de menta fresca

Preparación

- Lavar las uvas y quitarles la piel y las semillas.
- Distribuirlas en la tarterita cubriendo todo el fondo.
- Mezclar la leche con la fécula, la clara, la esencia de vainilla y el edulcorante.
- Batir un poco y verter la preparación sobre las uvas, de modo que éstas queden flotando.
- Llevar el molde al horno precalentado y hornear 35 minutos.
- Cuando tome consistencia de flan, retirar y dejar enfriar.
- Bañar con el jugo de naranja y adornar con la ramita de menta.

GELATINA DE GUINDAS

70 calorías

Ingredientes

100 g de guindas descarozadas
1/2 sobre de gelatina dietética de guinda o cereza
1/2 cucharadita de edulcorante líquido
1 cucharada de crema de leche batida

Preparación

- Colocar las guindas en una fuentecita, reservando 2 ó 3.
- Preparar la gelatina siguiendo las instrucciones del paquete.
- Agregar edulcorante si se juzga necesario.
- Verter la gelatina sobre las guindas y llevar a la heladera por 2 horas como mínimo.
- Adornar la superficie con la cucharada de crema batida y las guindas reservadas.

COPA FESTIVA

145 calorías

Ingredientes

100 g de frutillas
100 g de kiwis
100 g de melón
1 trocito de cáscara de naranja
1 trocito de cáscara de limón
1 trocito de canela en rama
1 pizca de pimienta
1 ramita de menta fresca
1/4 de sobre de gelatina sin sabor
1 cucharadita de edulcorante granulado

Preparación

- Limpiar y lavar las frutillas.
- Pelar los kiwis y cortarlos en trozos.
- Separar una raja de melón, quitarle la cáscara y las semillas y cortarlo en dados.
- Hervir por separado cada una de las frutas con 1/3 del edulcorante y unas hojitas de menta, cubriéndolas con agua.
- Aromatizar los kiwis con la cáscara de limón, las frutillas con la cáscara de naranja y el melón con la canela.
- Dejar hervir cada preparación hasta el punto de compota y retirar las cáscaras de naranja y limón, el trozo de canela y las hojas de menta.
- Licuar las compotas, agregándole a cada una 1/3 de la gelatina sin sabor disuelta en agua.
- Llenar una copa intercalando, cuidadosamente, las tres preparaciones y refrigerar unas 2 horas.

ÍNDICE

Este libro se terminó de imprimir en
GAMA Producción Gráfica
Zeballos 244
Avellaneda
Febrero de 2002